JEJUM INTERMITENTE

UM GUIA PRÁTICO PARA INICIANTES

PREFÁCIO

Bem-vindo ao "Guia Completo Para Perder Peso Com Jejum Intermitente e Alimentação Saudável"! Este Livro foi cuidadosamente elaborado para fornecer a você as ferramentas e o conhecimento necessários para transformar sua saúde e alcançar seus objetivos de perda de peso de maneira eficaz e sustentável. Nos últimos anos, o jejum intermitente tem ganhado destaque como uma das estratégias mais eficazes para perda de peso e melhoria da saúde metabólica. Mas o que exatamente é o jejum intermitente? Como ele funciona? E, mais importante, como você pode integrá-lo de forma segura e eficiente em sua rotina diária? Estas são apenas algumas das questões que este guia irá abordar. Além do jejum intermitente, a alimentação saudável é um pilar fundamental para qualquer jornada de perda de peso. Saber escolher os alimentos certos, entender os macronutrientes e aprender a criar refeições equilibradas são habilidades essenciais que complementam e potencializam os benefícios do jejum.

Este Livro não é apenas um manual técnico. Ele é uma fonte de inspiração e motivação, repleto de dicas práticas, receitas deliciosas e histórias de sucesso para ajudá-lo a manter o foco e a determinação ao longo de sua jornada.

Nossa intenção é oferecer um recurso abrangente que possa ser consultado a qualquer momento, fornecendo suporte contínuo em sua transformação de vida.

Boa leitura e sucesso em sua jornada!

Nada é mais motivador do que ver a transformação de outras pessoas. Este guia está repleto de histórias inspiradoras de indivíduos que, assim como você, estavam em busca de uma mudança. Pessoas como Maria e Lucas, que conseguiram perder peso e ganhar uma nova perspectiva sobre a vida. Essas histórias reais mostram que, com dedicação e as ferramentas certas, qualquer um pode alcançar seus objetivos de saúde.

Maria, 16 anos

"Antes de descobrir o 'Guia Completo Para Perder Peso Com Jejum Intermitente e Alimentação Saudável', eu me sentia perdida e insegura sobre como mudar meus hábitos alimentares. Tentei várias dietas, mas nada parecia funcionar a longo prazo. Quando comecei a seguir as orientações do livro, tudo mudou.

A abordagem clara e prática sobre o jejum intermitente e a alimentação saudável me ajudou a entender melhor meu corpo e a importância de nutrir-me adequadamente. Em poucos meses, não só perdi peso, mas também me senti mais energética e confiante. As receitas deliciosas e as dicas valiosas me fizeram perceber que uma alimentação saudável pode ser saborosa e divertida. Hoje, sou uma pessoa mais feliz e saudável, e devo isso a este guia incrível!"

Lucas, 17 anos

"Sempre fui um adolescente ativo, mas a alimentação desregrada e o excesso de fast food estavam prejudicando minha saúde e autoconfiança. O 'Guia Completo Para Perder Peso Com Jejum Intermitente e Alimentação Saudável' foi um divisor de águas na minha vida.

O livro não só me ensinou sobre os benefícios do jejum intermitente, mas também como escolher alimentos que realmente nutrem meu corpo. Seguir as orientações me ajudou a perder peso de forma saudável e a ganhar uma nova perspectiva sobre minha alimentação.

5

GUIA COMPLETO PARA PERDA DE PESO COM JEJUM INTERMITENTE E ALIMENTAÇÃO SAUDAVEL

O sobrepeso e a obesidade afetam milhões de pessoas em todo o mundo, causando diversos problemas de saúde. Entre as diversas estratégias para emagrecer, o jejum intermitente e a alimentação saudável se destacam por seus resultados comprovados e benefícios à saúde geral.

Este livro te guiará em uma jornada completa para alcançar seus objetivos de emagrecimento de forma saudável e sustentável, combinando o poder do jejum intermitente com os princípios de uma alimentação balanceada e nutritiva.

Autor Dr. **Gilberto**

Santos Editora

Independente

Nota!

Contacto

E-mail:Jejumintermitente@gmail.com

6

CONSELHO OBRIGATÓRIO!

Antes de iniciar o jejum intermitente, os exercícios e a dieta alimentar descritas neste livro, você deverá consultar o seu médico e o seu nutricionista para fazerem uma avaliação no seu estado de saúde e juntos eleborarem um plano nutricional e o melhor regime de jejum intermitente para você, note ao ignorar esse conselho estará por sua conta e risco pois nos isentamos de qualquer consequência que possa surgir se agir de modo negligente e inconsequente.

7

CONTEÚDO

8

INTRODUÇÃO

Nos últimos anos, o jejum intermitente tem ganhado destaque como uma abordagem eficaz para a perda de peso, melhoria da saúde metabólica e promoção do bem-estar geral. O que começou como uma prática adotada por algumas culturas e religiões ao longo dos séculos, agora é respaldado por uma crescente base de evidências científicas que demonstram seus diversos benefícios.

Este livro, "Jejum Intermitente: Um Guia Prático Para Iniciantes", foi criado para desmistificar essa prática e fornecer um caminho claro e acessível para quem deseja incorporá-la em sua vida. Aqui, você encontrará explicações detalhadas sobre o que é o jejum intermitente, como ele funciona e as diferentes metodologias que você pode adotar. Seja você um completo novato ou alguém que já experimentou o jejum, este guia está repleto de informações práticas, dicas úteis e exemplos reais que irão ajudá-lo a obter o máximo proveito dessa prática. Além de abordar os fundamentos do jejum intermitente, também exploraremos as evidências científicas que sustentam seus benefícios, as potenciais armadilhas a serem evitadas e como adaptar o jejum ao seu estilo de vida individual. Com uma abordagem equilibrada e realista, nosso objetivo é equipá-lo com o conhecimento necessário para tomar decisões informadas e alcançar seus objetivos de saúde e bem-estar.

Prepare-se para embarcar em uma jornada de autoconhecimento e transformação. O jejum intermitente pode ser a chave para um novo capítulo em sua vida, cheio de energia renovada, clareza mental e uma saúde melhor. Vamos começar!

O QUE É JEJUM INTERMITENTE?

O jejum intermitente é uma prática alimentar que alterna períodos de jejum com períodos de alimentação. Este guia fornecerá uma abordagem prática para a perda de peso combinando jejum intermitente com uma alimentação saudável e equilibrada

O jejum intermitente envolve a divisão do dia ou da semana em períodos de jejum e alimentação. Há várias formas de implementar essa prática.

Métodos Populares de Jejum Intermitente:

- 16/8: Jejue por 16 horas e tenha uma janela de alimentação de 8 horas. Exemplo: coma entre 12h e 20h.

- 5:2: Coma normalmente por 5 dias da semana e restrinja a ingestão calórica a 500-600 calorias nos outros 2 dias.

- Eat-Stop-Eat: Faça um jejum de 24 horas uma ou duas vezes por semana.

- Jejum em dias alternados: Jejue em dias alternados, comendo normalmente nos dias não jejum.

PLANEJAMENTO DAS REFEIÇÕES

Para maximizar os benefícios do jejum intermitente, é importante focar na qualidade das refeições durante a janela de alimentação.

Equilíbrio de Macronutrientes: Inclua proteínas magras, gorduras saudáveis e carboidratos complexos em suas refeições.

Controle de Porções:

Use porções moderadas para evitar

o excesso calórico. Evite Alimentos

Processados:

Concentre-se em alimentos inteiros e minimamente processados.

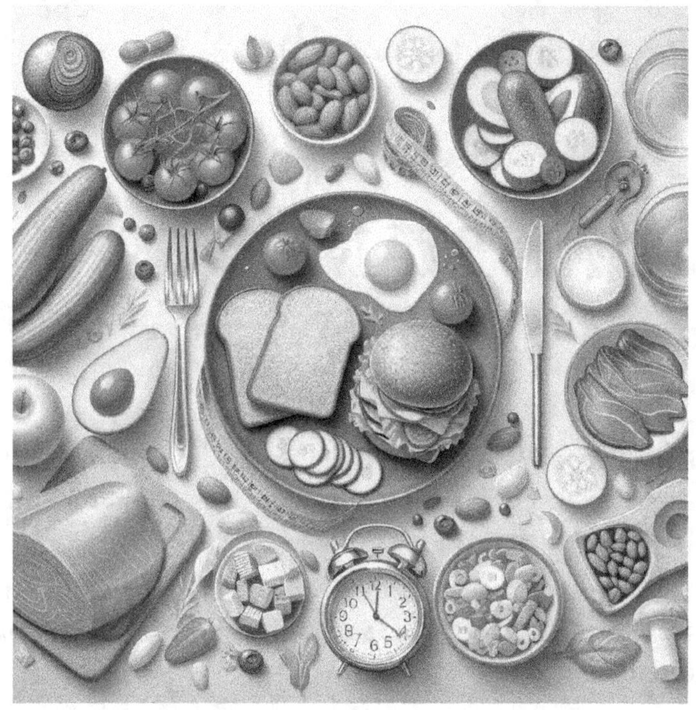

12 SUGESTÕES DE REFEIÇÕES SAUDÁVEIS

Aqui estão 12 receitas saudáveis que podem ser incorporadas em uma rotina de jejum intermitente para ajudar no emagrecimento:

CAFÉ DA MANHÃ (PÓS-JEJUM)

1. Omelete de Espinafre e Tomate

- **Ingredientes**: 2 ovos, 1 xícara de espinafre, 1 tomate picado, sal e pimenta a gosto, 1 colher de chá de azeite.

- **Modo de preparo**: Bata os ovos com sal e pimenta. Refogue o espinafre no azeite, adicione os tomates e depois os ovos batidos. Cozinhe até o omelete estar pronto.

2. Smoothie Verde

- **Ingredientes**: 1 xícara de espinafre, 1 banana, 1 maçã, 1 colher de sopa de chia, 1 xícara de água de coco.

- **Modo de preparo**: Bata todos os ingredientes no liquidificador até obter uma mistura homogênea.

3. Pão Integral com Abacate

- **Ingredientes**: 2 fatias de pão integral, ½ abacate, sal e pimenta a gosto, suco de meio limão.

- **Modo de preparo**: Amasse o abacate com o suco de limão, sal e pimenta.
Espalhe sobre as fatias de pão integral.

ALMOÇO

4. Salada de Quinoa com Grão-de-Bico

- **Ingredientes**: 1 xícara de quinoa cozida, 1 xícara de grão-de-bico cozido, 1 pepino picado, 1 tomate picado, suco de 1 limão, 1 colher de sopa de azeite, sal e pimenta a gosto.

- **Modo de preparo**: Misture todos os ingredientes em uma tigela e tempere com o suco de limão, azeite, sal e pimenta.

5. Frango Grelhado com Legumes Assados

- **Ingredientes**: 1 peito de frango, 1 abobrinha, 1 cenoura, 1 pimentão, sal e pimenta a gosto, 1 colher de sopa de azeite, ervas finas a gosto.

- **Modo de preparo**: Tempere o frango com sal, pimenta e ervas finas. Grelhe o frango. Corte os legumes em pedaços e asse com azeite e sal.

6. Sopa de Lentilhas

- **Ingredientes**: 1 xícara de lentilhas, 1 cenoura picada, 1 cebola picada, 2 dentes de alho picados, 1 litro de caldo de legumes, sal e pimenta a gosto.

- **Modo de preparo**: Refogue a cebola e o alho. Adicione as lentilhas, a cenoura e o caldo de legumes. Cozinhe até as lentilhas estarem macias.

LANCHES

7. Iogurte Natural com Frutas Vermelhas

- **Ingredientes**: 1 pote de iogurte natural, ½ xícara de frutas vermelhas (morango, mirtilo, framboesa), 1 colher de chá de mel.

- **Modo de preparo**: Misture as frutas vermelhas no iogurte e adoce com mel.

8. Palitos de Cenoura e Pepino com Homus

- **Ingredientes**: 1 cenoura, 1 pepino, ½ xícara de homus.

- **Modo de preparo**: Corte a cenoura e o pepino em palitos. Sirva com o homus.

JANTAR

9. Peixe Assado com Brócolis

- **Ingredientes**: 1 filé de peixe (como tilápia ou salmão), 1 xícara de brócolis, sal e pimenta a gosto, suco de meio limão, 1 colher de sopa de azeite.

- **Modo de preparo**: Tempere o peixe com sal, pimenta e suco de limão. Asse o peixe e o brócolis com azeite até estarem cozidos.

10. Salada de Frango com Abacate

- **Ingredientes**: 1 peito de frango cozido e desfiado, ½ abacate fatiado, 1 tomate picado, 1 xícara de alface, suco de 1 limão, 1 colher de sopa de azeite, sal e pimenta a gosto.

- **Modo de preparo**: Misture todos os ingredientes em uma tigela e tempere com suco de limão, azeite, sal e pimenta.

SOBREMESAS SAUDÁVEIS

11. Mousse de Abacate com Cacau

- **Ingredientes**: 1 abacate maduro, 2 colheres de sopa de cacau em pó, 2 colheres de sopa de mel, ½ xícara de leite de amêndoas.

- **Modo de preparo**: Bata todos os ingredientes no liquidificador até obter uma consistência cremosa. Sirva gelado.

12. Salada de Frutas com Hortelã

- **Ingredientes**: 1 maçã, 1 banana, 1 laranja, ½ xícara de uvas, folhas de hortelã a gosto.

- **Modo de preparo**: Corte todas as frutas em pedaços e misture em uma tigela. Adicione as folhas de hortelã para dar um toque refrescante.

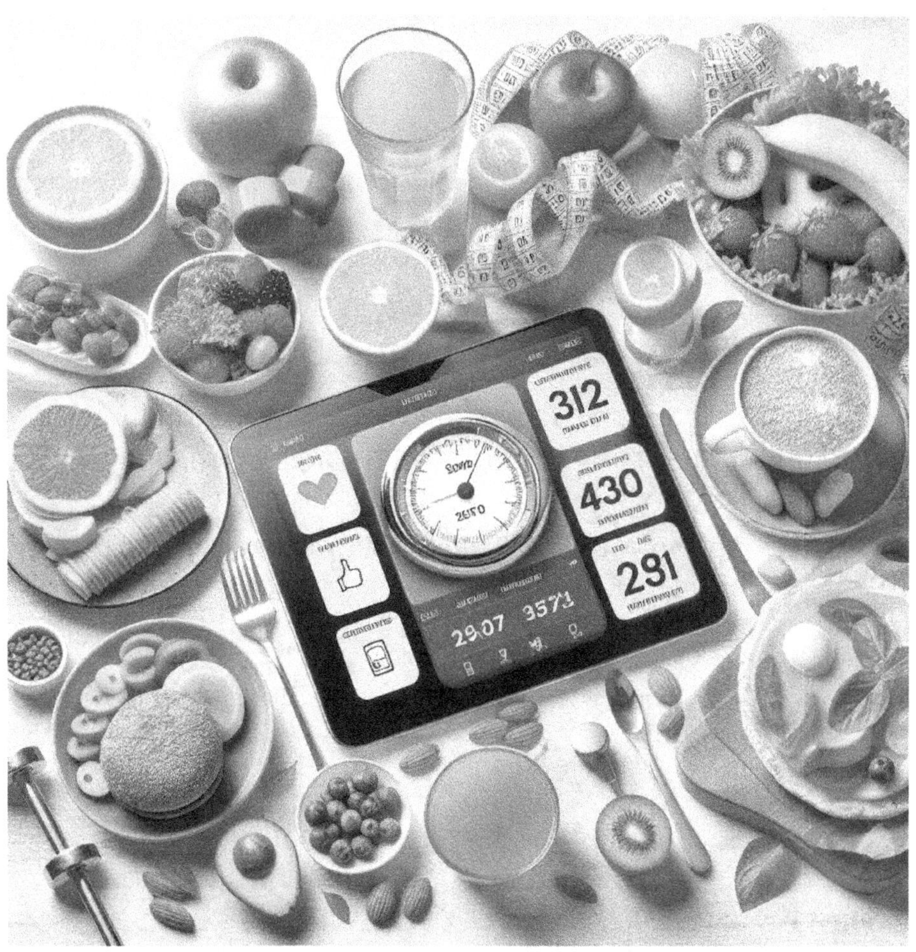

Essas receitas são equilibradas, nutritivas e ajudam a manter a saciedade, o que é essencial para quem pratica jejum intermitente.

IMPORTÂNCIA DA HIDRATAÇÃO

Beba bastante água para se manter hidratado durante o jejum e nos períodos de alimentação.

Evite bebidas açucaradas e prefira água, chás e café sem açúcar.

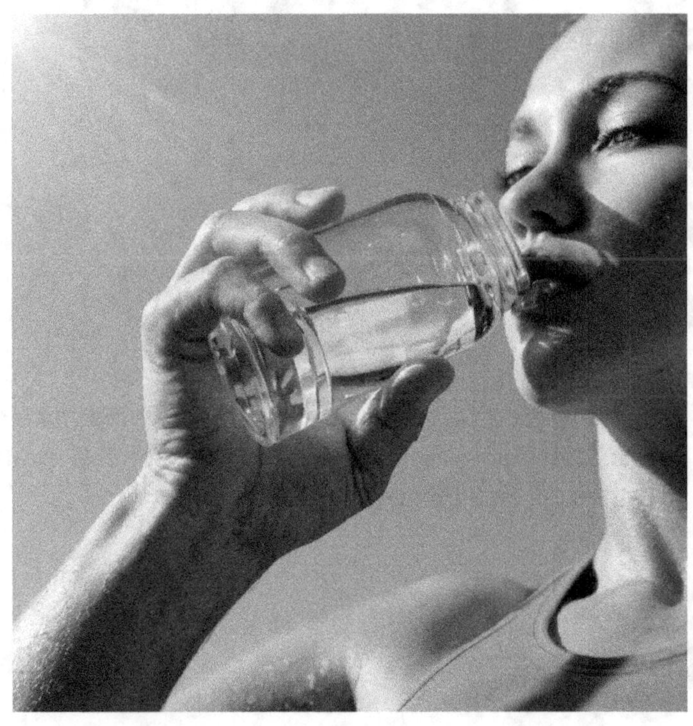

ATIVIDADE FÍSICA

Combine exercícios cardiovasculares (caminhada, corrida, bicicleta) e treinamento de força (musculação, exercícios de peso corporal). Ajuste a intensidade dos exercícios conforme sua energia e fase do jejum.

EXERCÍCIOS AERÓBICOS E ANAERÓBICOS PARA PERDER PESO

1. Burpees

- **Execução**: Comece em pé, agache-se, coloque as mãos no chão e pule os pés para trás até a posição de prancha. Faça uma flexão, pule os pés de volta às mãos e salte explosivamente para cima.

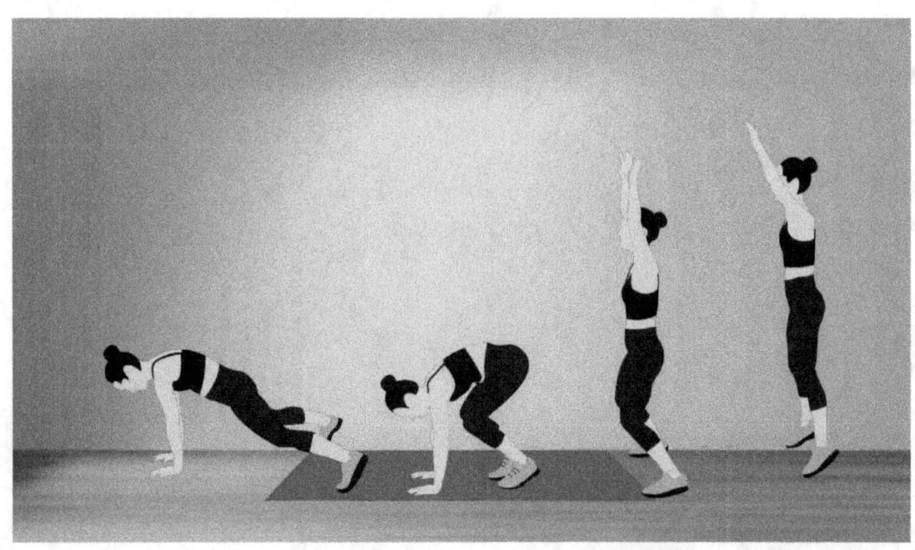

2. Polichinelos

- **Execução**: Comece com os pés juntos e os braços ao lado do corpo. Salte e abra as pernas enquanto levanta os braços acima da cabeça. Volte à posição inicial.

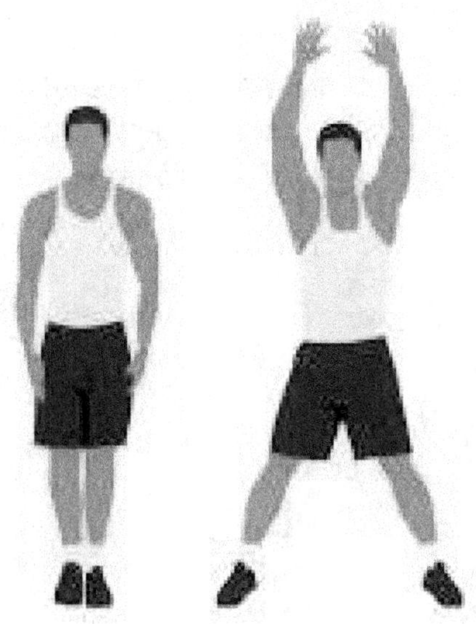

3. Mountain Climbers

- **Execução**: Comece na posição de prancha. Traga um joelho em direção ao peito e depois troque rapidamente, como se estivesse correndo no lugar.

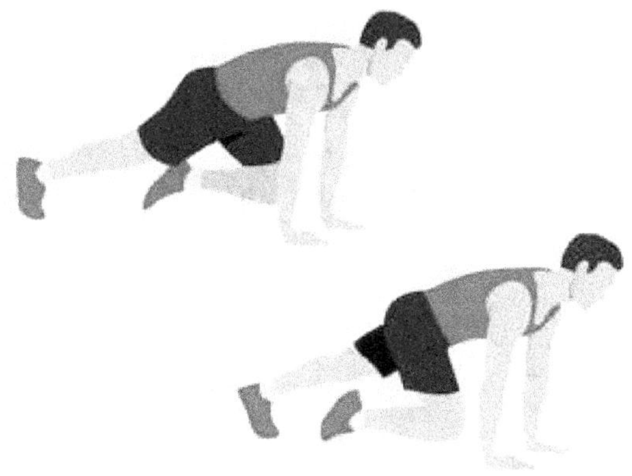

4. Agachamentos

- **Execução**: Fique em pé com os pés na largura dos ombros. Agache-se empurrando os quadris para trás e mantendo os joelhos alinhados com os pés. Volte à posição inicial.

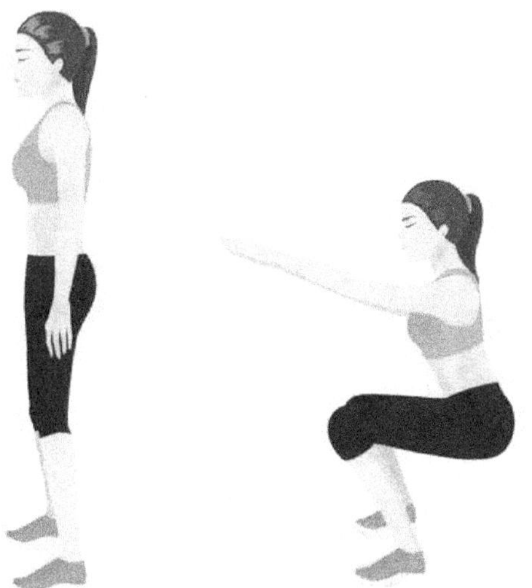

5. Flexões

- **Execução**: Deite-se de bruços e posicione as mãos na largura dos ombros.

Levante o corpo mantendo-o reto, usando a força dos braços e do peito.

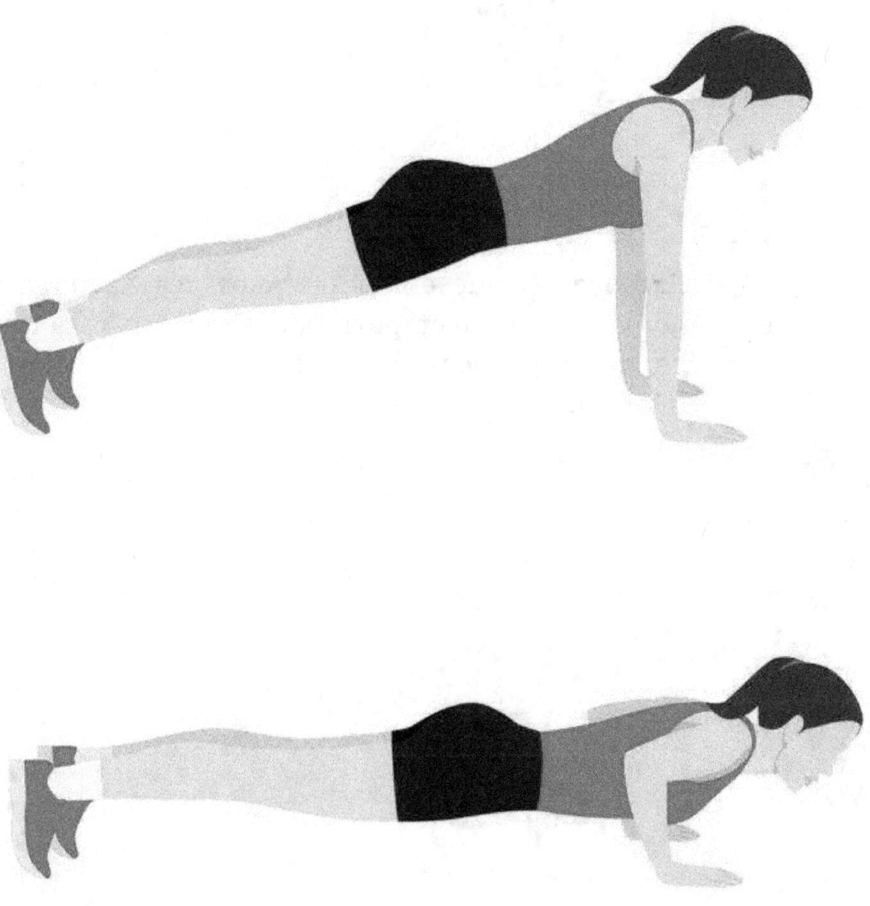

6. Prancha

- **Execução**: Deite-se de bruços, eleve o corpo apoiando-se nos antebraços e pontas dos pés. Mantenha o corpo reto, contraindo o abdômen e segurando a posição.

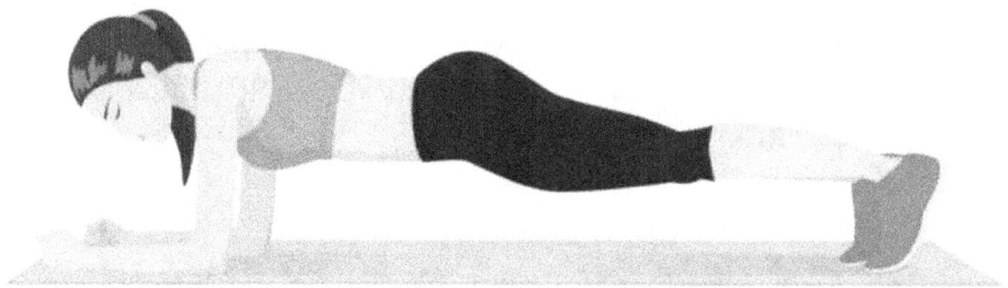

7. Corrida Estacionária (High Knees)

- **Execução:** Corra no lugar, elevando os joelhos até a altura da cintura, alternando rapidamente entre as pernas.

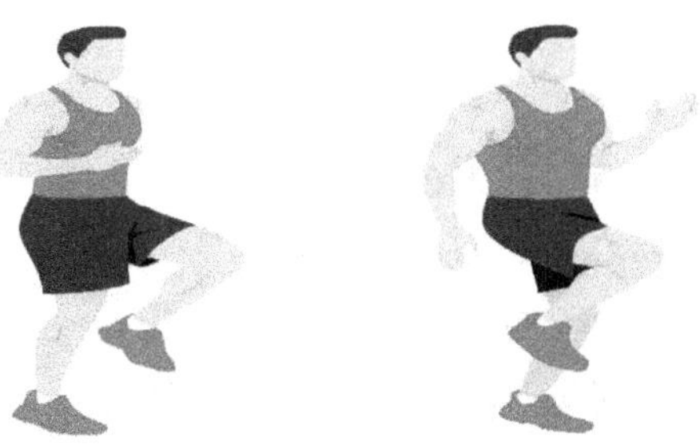

8. Lunges (Afundos)

- **Execução**: Dê um passo à frente e abaixe o corpo até que ambos os joelhos estejam dobrados a 90 graus. Volte à posição inicial e troque de perna.

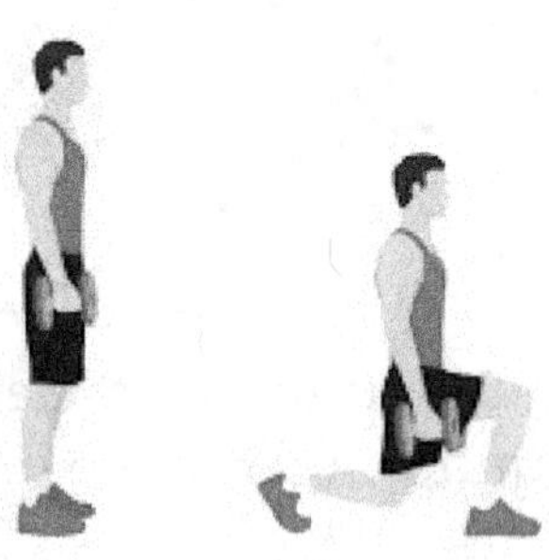

9. Bicicleta no Solo

- **Execução**: Deite-se de costas, levante as pernas e simule pedalar no ar, tocando o cotovelo direito no joelho esquerdo e vice-versa.

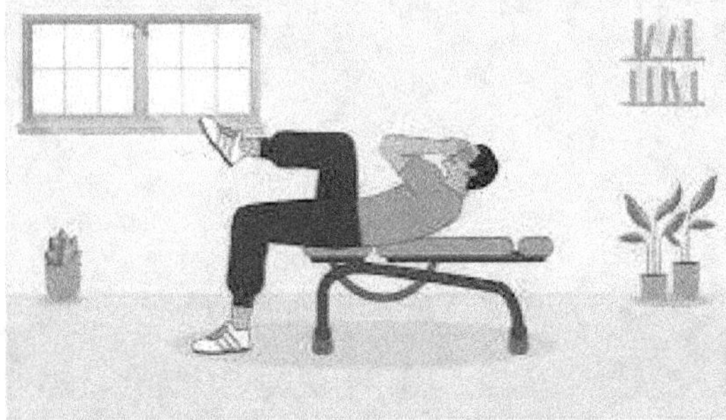

10. Pulos no Caixote (Box Jumps)

- **Execução**: Fique em pé na frente de um caixote ou banco. Salte com os dois pés para cima do caixote, aterrissando com os joelhos levemente flexionados. Desça cuidadosamente.

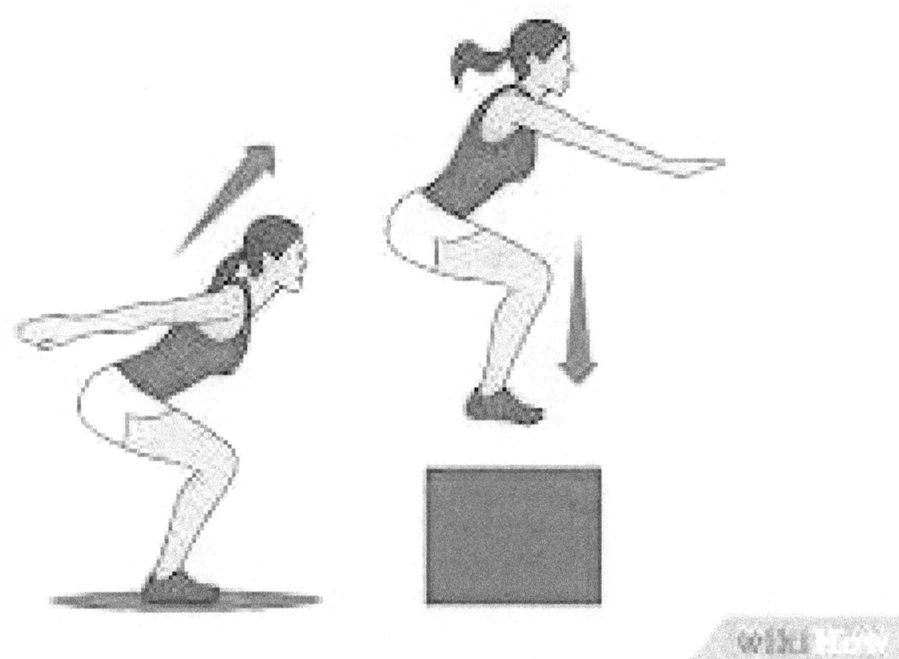

11. Escalador de Parede (Wall Climbs)

- **Execução**: Comece em posição de prancha de frente para a parede. Caminhe com os pés pela parede enquanto as mãos se movem para trás até que o corpo esteja em posição vertical. Retorne à posição inicial.

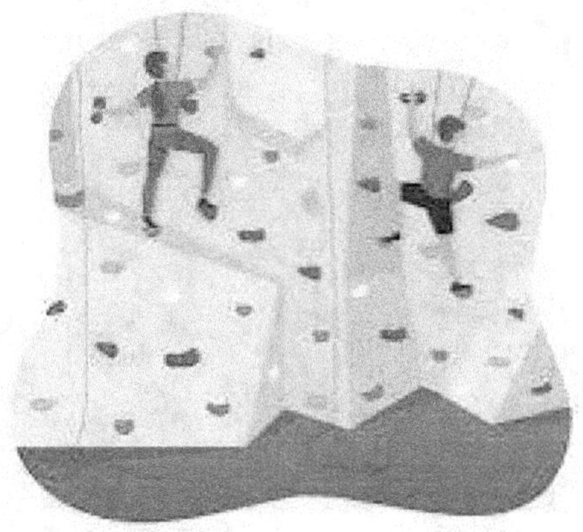

12. Elevação de Quadril (Glute Bridge)

- **Execução**: Deite-se de costas com os joelhos dobrados e os pés no chão. Eleve os quadris até formar uma linha reta dos ombros aos joelhos. Contraia os glúteos no topo do movimento e desça lentamente.

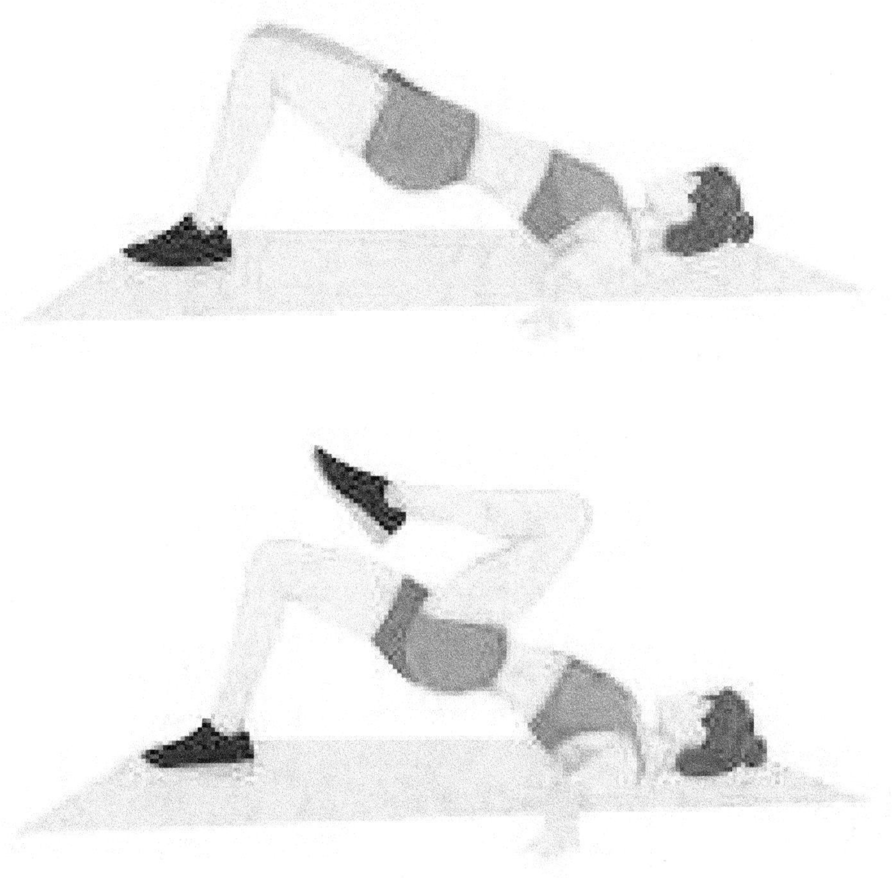

SONO E GERENCIAMENTO DO ESTRESSE

Priorize 7-9 horas de sono por noite para apoiar a perda de peso e recuperação muscular. Pratique técnicas de relaxamento como meditação, ioga ou respiração profunda para gerenciar o estresse.

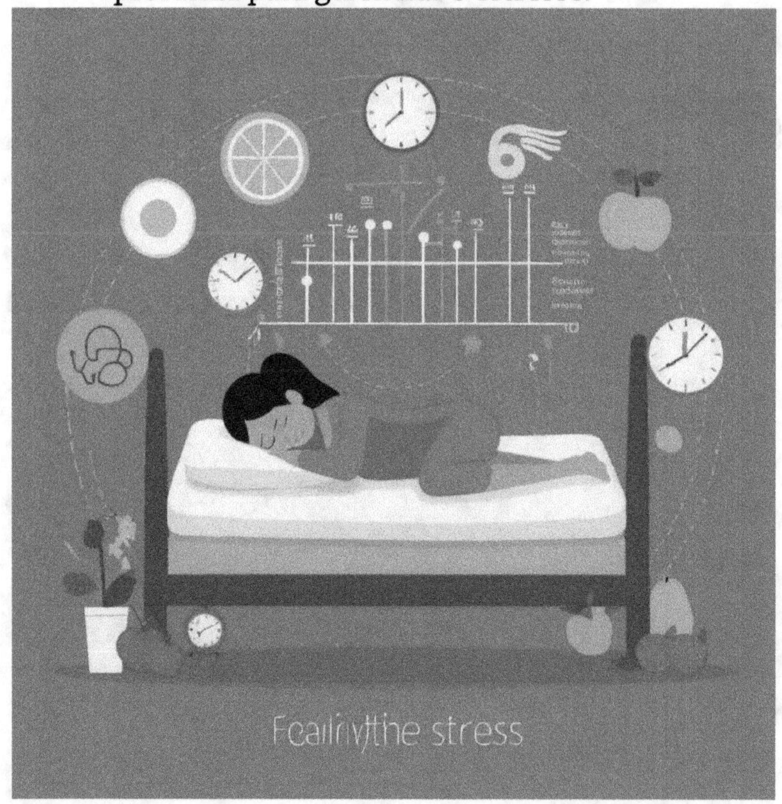

MONITORAMENTO E AJUSTES

Use um diário alimentar ou aplicativo para monitorar sua ingestão calórica e nutrição. Ajuste o plano com base em como seu corpo responde e seus objetivos de perda de peso.

Usar um diário alimentar ou aplicativo para monitorar sua ingestão calórica e nutrição é uma estratégia eficaz para atingir objetivos de perda de peso.

Aqui estão os passos detalhados para implementar essa abordagem: Passos para Monitorar a Ingestão Calórica e Nutrição

ESCOLHA UM DIÁRIO ALIMENTAR OU APLICATIVO:

- Aplicativos Populares: MyFitnessPal, Lose It!, Yazio, FatSecret, Cronometer.

- Diário Físico: Um caderno onde você pode anotar tudo o que come.

ESTABELEÇA SEUS OBJETIVOS:

- Determine seu objetivo de perda de peso (por exemplo, perder 0,5 kg por semana).

- Calcule suas necessidades calóricas diárias usando uma calculadora de TMB (Taxa Metabólica Basal) e ajuste para déficit calórico.

REGISTRE TUDO O QUE COME E BEBE:

- Anote cada refeição, lanche e bebida, incluindo porções.

- Seja preciso com as quantidades e tipos de alimentos.

- Inclua informações sobre a preparação dos alimentos (cozido, assado, cru, etc.).

Monitore os Macronutrientes:

- Registre a quantidade de carboidratos, proteínas e gorduras.

- Ajuste suas proporções de macronutrientes com base em suas necessidades e preferências dietéticas.

REVISE E AJUSTE REGULARMENTE:

- Revise seu diário alimentar semanalmente para identificar padrões e áreas de melhoria.

- Ajuste sua ingestão calórica e de nutrientes com base na sua resposta corporal e nos seus objetivos.

ADAPTAÇÃO COM BASE NA RESPOSTA DO CORPO

ACOMPANHE O PROGRESSO:

- Use uma balança para monitorar seu peso regularmente (por exemplo, semanalmente).

- Tire medidas corporais (cintura, quadris, peito) e tire fotos para comparações visuais.

ANALISE OS RESULTADOS:

- Se você está perdendo peso muito rapidamente ou lentamente, ajuste sua ingestão calórica.

- Se sentir fome excessiva, cansaço ou outros problemas, reveja a qualidade dos nutrientes (ex: aumentar a ingestão de proteínas ou fibras).

FAÇA AJUSTES NA DIETA:

-    Reduza ou aumente gradualmente a ingestão calórica com base no progresso.

- Considere a adição de suplementos se houver deficiências nutricionais.

Seja Consistente:Consistência é fundamental. Tente registrar todos os dias, mesmo nos fins de semana e durante eventos especiais.

Educação Nutricional:Aprenda sobre nutrição para tomar decisões alimentares mais informadas.

Exercício Físico:Combine a dieta com um plano de exercícios adequado para maximizar os resultados.

CONSULTAS E SUPORTE

Consulte um nutricionista ou médico para garantir que o plano atende suas necessidades específicas. Envolva amigos ou familiares para apoio e motivação durante a jornada.

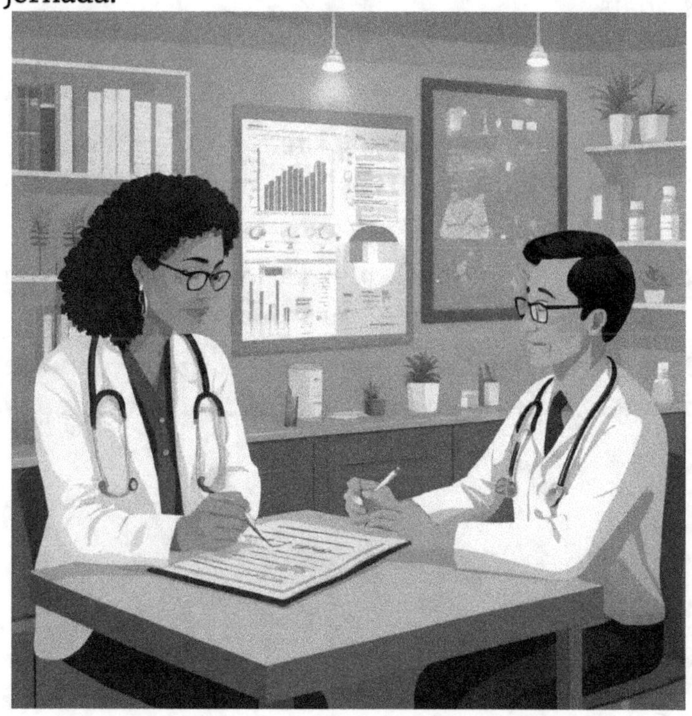

DICAS ADICIONAIS

Seja paciente: A perda de peso sustentável leva tempo. Foque em mudanças de hábitos a longo prazo.- Escute seu corpo: Respeite sinais de fome e saciedade. Não force o jejum se sentir-se mal.

A chave para o sucesso com um diário alimentar ou aplicativo de monitoramento é a regularidade e a precisão na entrada de dados, além da disposição para ajustar o plano com base nas respostas do seu corpo. Com essas práticas, você estará no caminho certo para atingir seus objetivos de perda de peso de forma saudável e sustentável.

O jejum intermitente combinado com uma alimentação saudável pode ser uma abordagem eficaz para a perda de peso. Ao seguir as diretrizes deste e-book, você poderá adotar hábitos alimentares saudáveis e alcançar seus objetivos de maneira equilibrada e sustentável.

Nenhum objectivo é impossivel de ser alcançado, tenha fé em si mesmo e busque melhorar a sua saúde por si mesmo e não porque os outros dizem, pois não existe caixão com dois lugar, nos momentos mais dificeis da sua vida você estará sozinho, não fique a espera de motivação ou apoio por parte dos outros e tenha sempre em mente sua vida é o seu maior investimento, faça bom uso dela, lhe desejo sucesso nessa jornada chamada vida a gente se vê por aí.

REFERÊNCIAS BIBLIOGRAFICAS

1. Gilberto Santos. Jejum Intermitente: Um Guia Prático Para Iniciantes. Lunda Editora Independente, 2024

2. Fung, Jason. The Complete Guide to Fasting: Heal Your Body Through Intermittent, Alternate-Day, and Extended Fasting. New York: Victory Belt Publishing, 2016.

3. Longo, Valter. The Longevity Diet: Discover the New Science Behind Stem Cell Activation and Regeneration to Slow Aging, Fight Disease, and Optimize Weight. New York: Avery, 2018.

4. Mosley, Michael, and Mimi Spencer. The FastDiet: Lose Weight, Stay Healthy, and Live Longer with the Simple Secret of Intermittent Fasting. New York: Atria Books, 2013.

5. Mattson, Mark P. "Intermittent Fasting: Evidence for Safety and Benefits." Obesity Research* 11, no. 3 (2005): 485-486.

6. Patterson, Ruth E., and Dorothy D. Sears. "Metabolic Effects of Intermittent Fasting." Annual Review of Nutrition* 37 (2017): 371-393.

7. Anton, Stephen D., et al. "Flipping the Metabolic Switch: Understanding and Applying the Health Benefits of Fasting." Obesity 26, no. 2 (2018): 254-268.

www.ingramcontent.com/pod-product-compliance
Lightning Source LLC
Chambersburg PA
CBHW051709250726
48653CB00007B/2929